AF315449

PUBLICATIONS DU *PROGRÈS MÉDICAL*

DES

INSUFFLATIONS D'AIR

DANS

L'OREILLE MOYENNE

PAR

Le D⁻ JACQUEMART

Ancien chef de clinique des Sourds - Muets, à Paris.

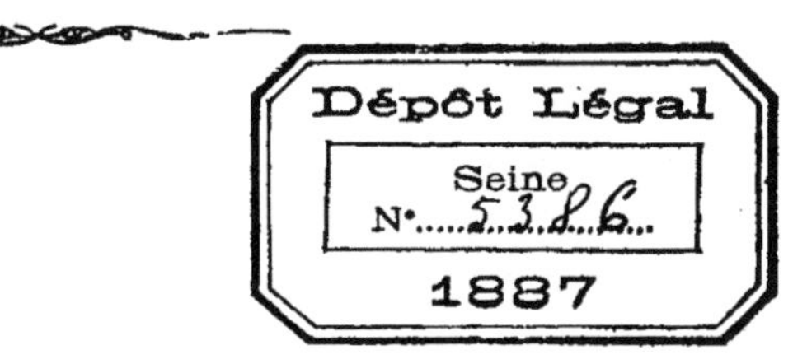

PARIS

AUX BUREAUX DU
PROGRÈS MÉDICAL
14, rue des Carmes, 14

A. DELAHAYE & E. LECROSNIER
EDITEURS
Place de l'École-de-Médecine

1887

DES

INSUFFLATIONS D'AIR

DANS

L'OREILLE MOYENNE

———

Les maladies de l'oreille ont, pour la plupart, leur siège dans l'oreille moyenne : ou bien ce sont des affections qui ont pris naissance immédiatement dans cette cavité, comme certaines formes de sclérose, par exemple ; ou bien, et c'est le cas le plus ordinaire, elles ne sont que l'extension d'une affection de même nature siégeant préalablement dans les trompes, affection ayant eu son point de départ sur la muqueuse naso-pharyngienne. La muqueuse de la région naso-pharyngienne, des trompes, et des cavités des oreilles moyennes étant identique comme structure, ayant même réseau vasculaire du système lymphatique, on comprend qu'une affection des fosses nasales et de la partie haute du pharynx se communique par propagation de voisinage, jusqu'aux dernières limites de cette muqueuse, quand on lui laisse le temps nécessaire pour cette propagation.

Le traitement de ces affections des oreilles moyennes, et nous dirons aussi des trompes, puisque ces dernières sont affectées en même temps, ce traitement consiste toujours presque exclusivement, en des insufflations d'air simple ou médicamenteux. Qu'on s'attaque simultanément ou non, à la cause initiale, le catarrhe naso-pharyngien, il est toujours indiqué, quand même, de faire lesdites insufflations. Nous n'entrerons pas dans l'explication des raisons pour lesquelles nous trouvons ce mode de traitement nécessaire. Nous admettons le fait comme étant reconnu en principe, et nous voulons seulement nous occuper des moyens d'appliquer ce traitement.

Pour faire les insufflations d'air dans les oreilles moyennes, on faisait depuis longtemps le cathétérisme des trompes d'Eustache au moyen de sondes disposées pour cela, suivant le chemin qu'il fallait parcourir, afin d'atteindre l'embouchure desdites trompes, embouchure située dans l'espace pharyngien supérieur et postérieur des fosses nasales.

Le premier homme qui eut l'idée de faire le cathétérisme des trompes fut, on le sait, un maître de postes de Versailles nommé Guyot qui, devenu sourd, et ressentant l'impression d'oreilles bouchées, s'est dit qu'en dégageant les trompes il pourrait se soulager. (Il s'était instruit sur la conformation anatomique de l'oreille.) Et en effet, ayant réussi dans sa tentative, il fut absolument guéri de sa surdité. Ce Guyot était arrivé jusqu'à l'entrée des trompes en introduisant une sonde par la bouche, et en remontant derrière le voile du palais jusqu'à la rencontre des orifices tubaires.

Guyot eut des imitateurs. Mais la voie buccale n'était pas facile à suivre chez tous les individus ; chez beaucoup, en effet, la sensibilité réflexe du pharynx empêchait de pénétrer au-dessus du voile. On songea alors à pénétrer par les fosses nasales pour atteindre l'embouchure des trompes. De cette façon, on n'aurait plus à lutter contre l'action réflexe. On modifia donc la courbure des sondes, et on parvint plus facilement par cette nouvelle voie qu'on n'avait fait jusque-là par le procédé de Guyot. On prit des points de repère, et on décrivit des procédés. Il arriva même ceci, c'est que tous les chirurgiens qui s'occupèrent d'otiatrie exposèrent chacun un procédé auquel ils donnèrent leur nom. Chacun prétendit que le sien était le meilleur.

La diversité des procédés montre que l'introduction d'une sonde par les fosses nasales et sa pénétration sûre dans la trompe, n'est pas chose facile, comme on pourrait le croire de prime abord.

Pour moi, j'ai vu de nombreuses variétés dans la conformation des fosses nasales ; j'ai vu précisément, en raison de ces variétés, qu'on est très souvent arrêté quand on se sert d'un procédé toujours identique, quel que soit d'ailleurs ce procédé. Je me suis dit alors que le seul bon est celui qui les comprend tous, c'est-à-dire qui emprunte à chacun ce qui convient pour le cas qui se présente, suivant la conformation des fosses nasales de la personne qui nous est soumise.

Mais je reviens à mon sujet : J'ai dit qu'on fait le cathétérisme de la trompe pour insuffler de l'air dans la cavité tympanique. Ce fut même le seul moyen employé depuis Guyot jusqu'à ces dernières années. — Mais le cathétérisme demande une main exercée : Ce que je viens de dire de la difficulté de la chose le montre bien. Or, il y a peu de spécialistes ou de médecins qui sachent le faire couramment, avec certitude de réussir dans tous les cas. D'autre part les malades ne peuvent pas, la plupart du temps, se tenir déplacés de chez eux, pendant les longs mois, quelquefois plus, que doit durer le traitement répété deux ou trois fois par semaine, ou bien ils n'ont pas les moyens pécuniaires de revenir aussi souvent qu'il le faudrait vers le spécialiste pour que ce dernier renouvelle l'opération. Il arrive donc presque toujours que l'affection reconnue n'est pas soignée ou qu'elle l'est incomplètement ; et bien entendu, dans ces conditions, elle continue à progresser. Je ne dis rien des personnes pusillanimes qui refusent tout traitement du moment que ce traitement consiste à faire le cathétérisme.

M. le Dr Politzer, de Vienne, indiqua un autre procédé pour introduire de l'air dans les oreilles moyennes. M. Politzer s'est appuyé, pour cela, sur le principe qui fait que la trompe s'ouvre quand s'effectue la déglutition.

On sait que la trompe est ordinairement fermée par l'accolement de ses parois cartilagineuses et membraneuses. On sait que le muscle péristaphylin externe s'insère d'une part à un tendon qui va se confondre avec l'aponévrose palatine; qu'il s'insère d'autre part en grande partie à l'aile antérieure du pavillon tubaire. De même le péristaphylin interne prend ses attaches au voile du palais et à l'aile postérieure du pavillon. Enfin le constricteur pharyngien supérieur prend de chaque côté une partie de ses attaches extrêmes sur les cartilages postérieurs de l'un et l'autre pavillon tubaire.

On voit par ces données anatomiques très sommaires, mais que je n'ai pas cru devoir développer davantage pour ce travail, on voit, dis-je, que l'orifice de la trompe doit s'ouvrir pendant les mouvements de déglutition. L'aile antérieure du pavillon est tirée en avant, en dehors, et en bas par la contraction du muscle péristaphylin externe; l'aile postérieure est d'autre part tirée en arrière, en dedans et en bas par le péristaphylin interne et aussi par le muscle constricteur pharyngien supérieur. En un mot si nous examinons ces trois muscles en fonction, c'est-à-dire à l'état de contraction pendant l'acte de la déglutition, nous voyons qu'ils produisent du même coup le relèvement du voile du palais, l'élévation du pharynx, et l'obturation de la cavité naso-pharyngienne. Cette obturation tend à empêcher le reflux des aliments, surtout des liquides vers les parties supérieures du pharynx et des fosses nasales. Mais un autre effet obtenu simultanément, c'est l'ouverture des trompes.

Monsieur Politzer considérant ce double effet, la fermeture de la cavité naso-pharyngienne et l'ouverture des trompes, songea à profiter de ce moment pour pousser de l'air jusque dans les trompes et dans les caisses tympaniques. — Pour cela il fait prendre au malade un peu d'eau dans la bouche ; ensuite il ferme les fosses nasales, l'une avec le doigt appuyé sur la partie molle de la narine, l'autre avec une canule olivaire à laquelle se rattache une grosse poire à insufflation. Il peut aussi fermer les deux narines chacune par une canule olivaire.

Le malade a gardé l'eau en réserve dans la bouche. Alors au commandement de « avalez » le médecin ou toute autre personne (le malade lui-même peut le faire), presse sur la poire à insufflation. L'air ainsi chassé avec force dans l'espace naso-pharyngien fermé de toute part par le fait de la déglutition simultanée, cet air, dis-je, comprimé, cherche une issue. C'est alors qu'il rencontre béantes les deux trompes ouvertes par le même mouvement de déglutition, et qu'il est chassé plus ou moins loin dans les conduits tubaires. Et même si les trompes ne sont pas obstruées ou rétrécies ; si d'autre part la compression de la poire a été faite bien simultanément avec le mouvement de déglutition, il est probable qu'une certaine quantité d'air pourra pénétrer jusque dans les oreilles moyennes.

Monsieur Politzer a donc réussi par ce moyen, à insuffler de l'air dans les trompes et les caisses sans qu'il fût besoin de recourir au cathétérisme proprement dit. Il a certainement rendu un très grand service à ses malades : Car lorsque le malade est familiarisé avec cette manœuvre qu'il peut du reste effectuer tout seul, il peut retourner chez lui et se soigner lui-même.

Placé souvent, comme M. Politzer, en présence de personnes qui ne pouvaient rester soumises à mes propres soins consistant en cathétérismes répétés par moi, j'ai songé à recourir au procédé du Docteur viennois. J'ai souvent fait les mêmes prescriptions. Mais très souvent j'ai retrouvé les malades, après un certain temps de ce traitement, nullement améliorés ; et même l'affection avait progressé sensiblement. Après m'être rendu compte que les malades avaient soigneusement exécuté toutes les indications que je leur avais fournies, je restai convaincu, non que le procédé de M. Politzer fut mauvais en soi, non, car il est rationnel, et le principe en est absolument bon ; mais j'ai trouvé que bien souvent il est insuffisant s'il reste limité aux indications que j'ai décrites plus haut.

En effet, par le fait même de l'affection qui en a motivé l'emploi, les trompes sont ou rétrécies ou plus ou moins obstruées par les sécrétions muqueuses toujours abondantes dans tout état catarrhal. Il arrive donc que les trompes peu ou point perméables ne peuvent être franchies dans toute leur longueur par la colonne d'air qui n'est pas assez forte pour vaincre les obstacles que je viens de signaler. Alors l'insufflation n'arrive pas dans l'oreille moyenne, et le but est manqué, et un temps précieux est par cela même perdu. La maladie continue à progresser dans les caisses tympaniques ; la muqueuse s'épaissit, durcit; les articulations des osselets s'enkylosent; et la surdité s'accroît. Supposons même que l'air ait pu pénétrer jusqu'à la caisse. Cet air projeté par le simple procédé de M. Politzer n'est que de l'air simple souvent incapable, comme tel, d'opérer les modifications que réclame la muqueuse. On sent qu'il faut qu'un agent médicamenteux approprié à la lésion passe par là. Et si au lieu d'air simple, on avait projeté de l'air chargé, au passage, de quelque médicament volatile, on aurait probablement vu, tout doucement, les choses se passer de toute autre façon : On aurait provoqué des poussées quelque peu aigües sur cette muqueuse atteinte chroniquement, et comme tous les organes traités ainsi par substitution, on l'aurait ramenée à son état normal, ou du moins sensiblement améliorée.

M'inspirant de ces réflexions, j'ai songé à perfectionner le procédé de M. Politzer. J'ai cherché à donner plus de puissance à l'air projeté, et d'autre part à faire passer cet air avant son entrée dans la trompe, sur un médicament facilement volatilisable.

: Au lieu de la simple poire à insufflation dont se sert M. Politzer et qui porte son nom, j'ai pris une poire à double ballon de Richardson. La deuxième boule de cette poire peut acquérir par distension une capacité double et même triple de la poire de M. Politzer. J'ai donné à cette boule des parois élastiques très épaisses de manière qu'elles réagissent avec beaucoup d'énergie. — J'ai adapté cette poire de Richardson à un flacon à deux tubulures, flacon d'une capacité assez grande aussi. En donnant à ce flacon une capacité double de la poire de Politzer, j'ai obtenu, y compris la capacité de la boule, un volume d'air 4 ou 5 fois plus grand que dans cette dernière. Cependant comme on ne peut compter comme air projeté et véritablement insufflé que la quantité qui sera expulsé de l'appareil par l'élasticité du réservoir de caoutchouc, j'estime à peu près, que nous aurons doublé le volume, qu'aurait pu donner la simple poire de M. Politzer. On pourrait augmenter certainement ce volume en augmentant la capacité des réservoirs. Mais en doublant c'est suffisant pour vaincre les obstacles ordinaires et arriver jusqu'à la caisse. — Quand l'engouement ou l'obstacle à la perméabilité de la trompe résiste à cette pression, il faut alors faire le cathétérisme avec la sonde (1).

Dans le fond du flacon à deux tubulures je mets une petite quantité d'une substance médicamenteuse volatile destinée à être entraînée par le courant d'air et por-

---

(1) D'ailleurs j'ai remarqué que si la pression dépasse certaines limites, il se produit un abaissement forcé du voile du palais, et alors on n'a plus les effets cherchés. En d'autres termes, il faut que nous évitions que la pression donnée par notre instrument dépasse la force qui retient le voile soulevé et tendu.

tée avec lui jusque dans les trompes et dans les caisses tympaniques. La substance volatilisable que j'emploie est la suivante : 1° Goudron de Norvège, 2° Camphre, 3° Teinture d'iode, par parties égales et bien mêlées.

Je recommande de ne jamais employer d'autre teinture d'iode que celle faite avec de l'alcool éthylique bien pur. En effet l'alcool métylique est avec l'iode extrêmement caustique et dangereux à employer.

J'ai, je crois, de cette façon, réalisé les deux désiderata de l'appareil de M. Politzer, à savoir: plus de puis-

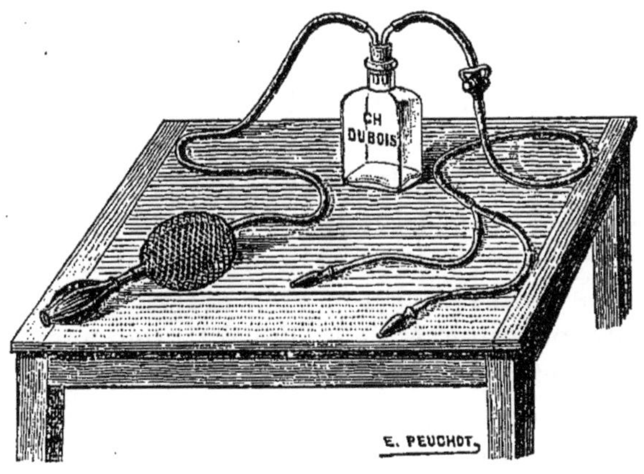

Fig. 2.

sance à l'air projeté, et possibilité de porter un médicament indiqué dans les oreilles moyennes. — Un robinet placé sur l'une des tubulures, naturellement ce sera sur celle de dégagement, ou sur le tube de caoutchouc qui la continue, permet d'accumuler l'air dans la boule et dans le flacon ; et il suffit d'ouvrir ce robinet juste en même temps qu'on effectue le mouvement de déglutition. En outre, au lieu de n'avoir qu'un seul tube et une seule olive de terminaison, j'ai mis un tube double et deux olives ; de sorte qu'on ferme chaque fosse nasale avec une olive, au lieu d'avoir à maintenir l'une des narines fermée avec le doigt. L'air pénètre beaucoup mieux et plus largement de cette façon.

Les essais que j'ai faits de ce procédé perfectionné furent suivis d'excellents résultats. J'ai vu les malades que j'avais soignés, auxquels j'avais fait depuis quelque temps le cathétérisme avec la sonde et qui bénéficiaient chaque jour du traitement, je les ai vus continuer à s'améliorer sensiblement en faisant chaque jour une courte séance d'insufflation avec mon appareil. D'autres moins heureux le furent pourtant assez pour voir se conserver l'amélioration que je leur avais donnée moi-même. Or c'est un succès par cela même qu'on reste dans le statu quo. Le simple procédé de M. Politzer ne m'a jamais donné le même résultat.

Il est évident que les dites insufflations ne remplacent pas absolument le cathétérisme par la sonde fait *manu experta*. Il est non moins évident que quand il m'a été possible de soigner le malade moi-même aussi longtemps qu'il l'a fallu je suis arrivé à des résultats bien plus marqués. Mais je l'ai dit plus haut, je n'emploie ce système de traitement que quand pour une raison quelconque je ne puis agir moi-même.

J'ajouterai que ces insufflations *n'ont de chance d'être efficaces qu'à la condition que les trompes soient d'ores et déjà perméables quand on les pratique; autrement l'air se perd dans la gorge, et bien entendu le résultat s'accuse à la fin par zéro.*

C'est pourquoi, toutes les fois qu'un malade susceptible de ce traitement se présente à moi, je commence toujours par lui faire moi-même, avec ma sonde, une série de cathétérismes. Et je ne lui prescris le traitement en question *qu'après que j'ai bien mis en état les conduits tubaires.*

D'ailleurs pour que le traitement des insufflations produise bon effet, *il faut que les insufflations soient très bien exécutées comme je l'ai décrit d'autre part.* Comme la plupart des malades ne les réussissent pas d'emblée, si simple que cela paraisse, *il faut que nous les fassions faire sous nos yeux un certain nombre de fois en nous rendant compte par l'otoscope,* si l'air a, oui ou non, pénétré dans la trompe et dans la caisse. Et quand nous remarquons quelque défectuosité dans le modus faciendi, nous faisons rectifier jusqu'à parfaite exécution.

Enfin il convient que le malade *nous revienne de loin en loin, afin que nous puissions nous assurer que les conduits sont toujours perméables,* afin que nous fassions même quelques cathétérismes destinés à augmenter ou rétablir cette perméabilité.

PARIS. — IMP. V. GOUPY ET JOURDAN, RUE DE RENNES, 71.

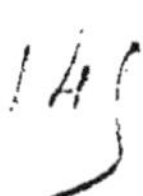